DES

BAINS DE MER

EN HIVER

DANS LE TRAITEMENT DE LA SCROFULE

PAR

Le Docteur Arthur **BOURCART**

PARIS
HENRI JOUVE
IMPRIMEUR DE LA FACULTÉ DE MÉDECINE
15, rue Racine, 15
1894

DES

BAINS DE MER

EN HIVER

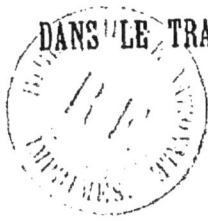

DANS LE TRAITEMENT DE LA SCROFULE

PAR

Le Docteur Arthur BOURCART

PARIS

HENRI JOUVE

IMPRIMEUR DE LA FACULTÉ DE MÉDECINE

15, rue Racine, 15

1893

A LA MÉMOIRE DE MON PÈRE

A NOTRE PRÉSIDENT DE THÈSE

MONSIEUR LE PROFESSEUR POTAIN

Médecin à l'hôpital de la Charité
Membre de l'Académie de médecine
Officier de la Légion d'honneur

DES BAINS DE MER

EN HIVER

DANS LE TRAITEMENT DE LA SCROFULE

INTRODUCTION

L'importance du traitement de la scrofule par la balnéothérapie ne fait de doute pour personne, et ce sera une des œuvres philanthropiques de notre époque, qui lui fera le plus d'honneur que celle des hôpitaux marins. Soulager ces pauvres enfants, si intéressants par le seul fait de leurs souffrances, souvent même les guérir, puis les voir rendre plus tard en dévoûment à leurs familles et à leur pays ce qu'ils en auront reçu en bienfaits, voilà ce que se sont proposé les auteurs de l'œuvre des hôpitaux marins.

Mais il faut le reconnaitre, la générosité n'a eu son libre champ ouvert que lorsque la science lui a en indiqué la voie à suivre. Et si après, Berck sont venus Banyuls, Pen-Bron, Arcachon, Giens, Cette, c'est parce que le corps médical n'a cessé d'attirer l'attention sur les bons effets obtenus par le séjour au bord de la mer. Tout est-il fait : n'y a-t-il plus qu'à imiter, qu'à copier ce que nous voyons chaque jour ? Suffit-il d'envoyer les enfants aux bains de mer pendant quelques belles semaines de l'année ? Nous n'aurons pas de peine à prouver, de l'avis des autorités les plus compétentes, que la balnéation doit être continuée longtemps de suite, que l'idéal serait même de voir le traitement se poursuivre sans interruption jusqu'à la guérison complète. Toutefois, dans la plupart des stations il faut interrompre les bains en hiver, on les remplace il est vrai, tant bien que mal, par des bains chauds. Nous verrons que ces derniers sont loin d'avoir l'efficacité des premiers. Et ce serait un véritable progrès que de pouvoir continuer le traitement de septembre en avril.

Les Drs Philipps, Lallemand, Gaudet, etc., sont même d'avis que c'est en automne que l'on obtient les meilleurs résultats.

Ce que nous voulons démontrer c'est la possibilité, l'utilité de continuer la cure d'air et de bains de mer en hiver.

Toute station ne peut indifféremment être choisie, mais nous montrerons que Cannes se prête admirablement à ce genre de traitement.

Pendant nos fonctions d'externe et d'interne dans les hôpitaux de Marseille, et pendant notre externat dans les hôpitaux de Paris, notre Père nous a fait suivre parallèlement les progrès, faits vraiment à pas de géants vers la guérison, par les petits scrofuleux envoyés à Cannes et l'état désespérément stationnaire de malades semblables traités le même hiver dans les hôpitaux de nos grandes villes.

Mais comme on ne prouve bien qu'avec des faits à l'appui, nous donnerons les observations recueillies dans la pratique de notre père.

Qu'il nous soit permis de remercier M. le professeur Potain, de l'honneur qu'il nous fait en voulant bien accepter la présidence de notre thèse.

Nous remercions M. le Dr de Valcourt d'avoir eu l'extrême bonté de nous permette d'utiliser les observations prises par lui et notre père, depuis la fondation de l'hôpital maritime des enfants.

Tous nos remerciements à M. le Dr Dieterlin pour les conseils bien précieux et les renseignements, qu'il nous a donnés sur l'organisation du traitement, depuis qu'il a été nommé avec M. le Dr de Mestral en remplacement de notre père, à l'hôpital maritime des enfants.

Nous remercions mademoiselle Noël, directrice de l'œuvre, de la cordialité avec laquelle elle nous a toujours accueilli lorsque nous venions visiter son établissement.

HISTORIQUE

C'est au milieu du xviiie siècle que l'usage de l'aérothérapie et de la balnéothérapie commence à se répandre en
France. Certains auteurs en font bien remonter l'origine
à Hippocrate, Pline, Oribase; mais ces médecins em-
ployaient surtout l'eau de mer à l'intérieur comme laxatif,
et s'ils recommandent les bains, ils ne parlent jamais de
χοιρανες ou *strumæ*. Quelques mots dans Serenus Samoni-
cus, Arétée de Cappadoce, et voilà tout ce que nous trouvons dans l'antiquité.

L'action efficace des eaux de mer n'est pas passée
inaperçue d'Ambroise Paré, qui écrit : « Les salées (eaux)
et nitreuses sont manifestes de leur saveur, elles réchauf-
fent, dessèchent, restreignent, détergent, résolvent,
exténuent, résistent à la putréfaction, ôtent les ecchymo-
ses. Elles profitent aux gratelles ulcéreuses et ulcères
malins et toutes tumeurs laxes (1) ». Dans son *Traité des
Ecrouelles*, André du Laurens ne parle pas des bains de
mer.

Mais l'attention n'est vraiment attirée sur la question,
nous le répétons, qu'au milieu du xviiie siècle. C'est un
anglais Russell « qui est le vrai créateur de l'hydrothérapie marine. » Car pour me servir de l'expression de

---

1. Ambroise Paré. *Œuvres*. Lyon, 1664, p. 737. Edition Malgai-
gne, vol. III, p. 597.

Michelet : « il inventa la mer. » (Cazin)? Son premier
ouvrage porte pour titre : *De talre glandulari, sive de usu*
aquœ marinœ in morbis glandularum. La publication
de Russell eut un immense succès en Angleterre, et c'est
à partir de ce moment que l'aristocratie anglaise déserta
ses manoirs pour aller habiter les bords de la mer dans
les nombreux cottages que l'on trouve sur la côte britan-
nique.

Carthenser, Robert White, Richard, Kentisch, Latham,
Monro, Anderson, Hunter, Th. Rew, confirment dans
leurs ouvrages les assertions de Russell et contribuent
aussi à la vulgarisation du nouveau traitement.

Si, en France, Pierre Antoine Marteau, vante les bains
de mer dans les éruptions rachitiques « pour répondre à
l'indication générale d'attirer à la peau les tumeurs que
la nature y destine », il faut avouer que dans le mémoire
de Moret, qu' date de 1769, on ne trouve guère que des
théories surannées. En 1751, Faure, Borden fils, Char-
melton, Goursaut, Magant, Kortam et un anonyme pren-
nent part au concours de l'Académie de chirurgie qui
avait proposé comme sujet la question suivante : « Déter-
miner le caractère des tumeurs scrofuleuses, leurs espè-
ces, leurs signes, leur cure ». Dans le mémoire de Fauré,
qui eut le premier prix, et dans celui de Borden qui eut
le second, on ne rencontre pas la moindre notion du bain
de mer, c'est Kortum seulement qui en parle. « C'est
dans ce livre que l'on trouve nettement formulée la première pensée de la prophylaxie, de la scrofule, et du lymphatisme par l'hydrothérapie (Cazin). »

Quelques années plus tard Buchan puis Taylor, s'occupèrent de la question. Quant à sir A. Clarke, loin de partager l'opinion de ses prédécesseurs, il écrit que les bains de mer sont nuisibles : « parce que les forces vitales et la réaction sont en défaut ». Dans son TRAITÉ SUR LE VICE SCROFULEUX (1), Baumes nous dit qu' « il n'est pas jusqu'aux bains pris avec de l'eau de mer qui n'aient eu des effets très puissants ; quelques auteurs ont été jusqu'à dire à leur sujet qu'il n'y avait guère de remède plus énergique pour dompter les scrofules ». Lorry (2) se loue d'avoir fait usage de l'eau « marine et salée ».

C'est là tout ce que l'on trouve dans la littérature médicale ancienne au commencement du siècle au sujet du traitement de la scrofule par la balnéothérapie et l'aérothérapie. Depuis une trentaine d'années les publications qui se sont succédées sur la question sont tellement nombreuses que nous n'entreprendrons même pas de les énumérer. La bibliographie si complète que l'on trouve dans l'ouvrage du Dr Cazin (*De l'influence des bains de mer sur la scrofule des enfants*) peut nous en dispenser. Nous aurons souvent recours à ce mémoire, remarquable entre tous où nous trouvons également l'historique des hôpitaux marins. Ces derniers ne sont venus que longtemps après que l'on eut reconnu l'influence bienfaisante de la mer.

John Latham, médecin de Saint-Barthélemy, proposa le premier de créer un hôpital marin (1791), puis Lettsom fonda l'hôpital de Margate. En Italie, en 1841, l'administration des hôpitaux de Luques établit à Viareggia un

---

1. In-8, 1805, p. 290.
2. *Mémoire de la société de médecine*, t. III, p. 160.

hospice destiné à recevoir les enfants assistés de la province atteints de scrofule. Mais c'est Barellaï qui est dans ce pays le plus grand promoteur des hôpitaux marins. Son œuvre est un véritable apostolat.

En France de 1796 à 1830 nous ne trouvons pas la moindre trace de projet sur cette question pourtant si importante. Ce fut Le Pelletier de la Sarthe qui le premier formula des vœux à cet égard. En 1839 le Dr Sarraméa de Bordeaux proposa bien de fonder sur les bords du bassin d'Arcachon « une colonie maritime agricole destinée par ses conditions hygiéniques aux jeunes détenus lymphatiques, scrofuleux ou tuberculeux », mais il mourut avant que sa généreuse idée pût être exécutée. C'est au docteur Paul Perrocham que l'on doit la fondation de l'hôpital de Berk, le premier hôpital marin français.

A Berck se sont construits depuis plusieurs hôpitaux privés, puis sont venus tout récemment ceux de Pen-Bron, de Giens. Mais en somme le traitement de la scrofule dans les hôpitaux marins date en France de quelques années seulement. Et si l'on veut avoir idée de ce qui reste à faire on n'a qu'à lire l'article si intéressant du Dr Rochard, dans la *Revue des Deux-Mondes* du 15 août 1890.

Nous avons esquissé à grands traits cet historique; il nous suffit à montrer que le point de vue auquel nous nous plaçons est nouveau : le traitement de la scrofule par les bains de mer en hiver, ainsi que l'aérothérapie par la fenêtre entr'ouverte la nuit. Car des nombreux auteurs que nous avons cités, aucun ne traite spéciale-

ment la question. Nous ne ferons exception que pour le
Dr de Valcourt de Cannes, qui dans une lecture faite à la
section de chirurgie à la réunion annuelle de la *British
Médical* association à Glascow en août 1888, expose les
résultats obtenus par ce traitement, qui à l'époque où il
parlait n'était encore pas appliqué d'une façon aussi rigou-
reuse qu'actuellement. C'est d'ailleurs ce que l'on verra
dans la suite de notre thèse.

Et maintenant démontrons, preuves à l'appui, l'heu-
reuse influence de la balnéothérapie et de l'aérothérapie
hivernales dans le traitement de la scrofule.

CHAPITRE II

Comme l'a fort bien dit Graves : « Le médecin doit se souvenir qu'à une maladie à marche chronique il faut opposer des remèdes à action prolongée. »

Cela est surtout vrai de la scrofule, et nous n'insisterons pas sur ce point que personne d'ailleurs n'entend contester. Quoi de plus tenace, de plus rebelle à la guérison que les diverses manifestations strumeuses ? Cette simple constation explique les nombreux remèdes que l'on a proposés contre la maladie : huile de foie de morue, préparations ferrugineuses, etc., etc..., mais elle explique aussi la nécessité d'un long traitement au bord de la mer. On pourrait croire de prime abord à l'insuccès de cette médication si l'on ne se donnait le soin de suivre pendant longtemps les petits malades. On pourrait la croire inefficace au même titre que les autres si l'on était trop impatient. Nous croyons que cet empressement à vouloir guérir le malade explique le doute de certains esprits.

Le Dr Cazin à Berck, pratique de nombreuses opérations et récemment à l'Académie de médecine, le Dr Iscovesco est venu dire que non-seulement ces opérations étaient nécessaires, mais que le traitement marin était inefficace sans elles, pour un peu plus la mer n'aurait jamais contribué à la guérison d'un petit scrofuleux Nous ne pouvons nous empêcher de transcrire, en partie du moins, la communication du Dr Iscovesco telle que l'enregistre la *Semaine Médicale* du 19 septembre 1890.

« On a dit que la mer avait une action si marquée sur les tuberculoses locales que ces affections ne s'observaient jamais ou presque jamais sur les marins ; j'ai vu à Berck *un enfant* né et élevé au bord de la mer, faire à l'âge de dix ans une coxalgie double. J'ai vu, chez des gens nés et élevés à Berck, à plusieurs reprises, des adénopathies tuberculeuses. A l'hôpital de Berck, on assiste fréquemment au développement de tuberculoses locales, chez des enfants qui ne présentaient aucune lésion auparavant, ou bien chez des enfants qui avaient déjà une autre tuberculose locale. J'ai assisté à l'hôpital de Berck, à l'effondrement *d'une* colonne vertébrale après dix-huit mois de séjour chez un enfant qui nous avait été envoyé avec une tumeur blanche du genou. Le mal de Pott s'était développé et avait évolué silencieusement à l'hôpital de Berck même.

Les rechutes de coxalgie sont fréquentes au bord de la mer. Il est très rare qu'une coxalgie, y évolue sans qu'une ou deux rechutes viennent prolonger la durée de la maladie. J'ai observé tout récemment un enfant guéri d'une coxalgie depuis deux ans présenter quinze jours après son arrivée des cris nocturnes, de la douleur à la hanche, bref, une rechute bien caractérisée. La mère de l'enfant nous affirme d'une façon absolument catégorique qu'il n'y avait eu ni chute, ni surmenage. Du reste, il suffit d'exercer quelque temps au bord de la mer pour voir combien ce genre de rechutes est fréquent. Quant aux coxalgies en cours d'évolution, j'ai vu plusieurs cas d'enfants amenés au bord de la mer dans une gouttière, et ne présen-

, tant aucun phénomène douloureux, avoir bientôt des cris nocturnes et de la douleur dans le genou. Un coxalgique met en moyenne de trois à quatre ans pour guérir défi- nitivement, etc... »

Ainsi, c'est bien entendu, à part de très rares excep- tions, la mer ne peut produire aucun effet utile, voire quand elle n'est pas nuisible. Mais reprenons l'argumen- tation du Dr Iscovesco : « J'ai vu à Berck un enfant né et élevé au bord de la mer faire à l'âge de 10 ans une coxalgie double. » Ainsi ce total, qui renverse les milliers d'observations du Dr Cazin et les milliers d'observations des hôpitaux marins, nous le connaissons, c'est *un exem- ple*. Il faut avouer que pour être complète l'observation du malade devrait nous tenir au courant d'autres détails ; il serait utile de savoir si des maladies infectieuses anté- rieures, si le traumatisme n'aurait pu jouer un rôle dans l'évolution de cette coxalgie. Il serait aussi néces- saire d'en connaître la terminaison, car en acceptant qu'elle a pu se développer dans un milieu marin, il est possible que la marche en ait été moins grave. Mais nous ne pouvons être renseigné, pas plus que sur « l'ef- fondrement d'une colonne vertébrale » ; là encore l'unité comme total suffit à annuler les plus belles statistiques.

Nous pourrions nous livrer ainsi à l'argumentation de tous les points de la communication du Dr Iscovesco, mais nous ne pouvons pas ne pas croire de sa part à une mau- vaise interprétation des faits.

D'ailleurs la communication du Dr Iscovesco n'aurait même pas pour elle la nouveauté. Car le Dr Philipps avait déjà écrit, il y a longtemps : « Nous n'avons au-

cune preuve que les personnes demeurant sur les bords
de la mer soient plus à l'abri de la scrofule que celles qui
vivent sur les terres, et c'est un fait d'observation qu'elles obtiennent autant de bénéfice d'un changement dans
l'intérieur que les malades de l'intérieur en allant à la
mer. »

Nous ne pouvons à tout cela qu'ajouter la réponse du
Dr Cazin. « Et puis que prouvent quelques cas isolés,
c'est sur des masses qu'il faut faire porter l'étude d'une
question aussi sérieuse ».

Or j'arrive avec le chiffre important de 41, 783 recueilli
dans les hôpitaux maritimes des différents pays à établir
qu'abstraction faite du temps de séjour on obtient :

Guérisons. 33,3 0/0
Améliorations. 59,6
Stationnaires et non
    guéris 5,8
Aggravés. 0,1
Morts. 1,1

Si on ne tient compte que des résultats des hôpitaux à
séjour illimité, ceux dont nous conseillons toujours de
suivre l'exemple on arrive à :

Guérisons. 70 0/0
Améliorations. 7
Stationnaires et non
    guéris 16
Morts. 6,4

Et certains de ces établissements ont vu leur propor-
tion monter à 87 pour 100. » La moyenne tombe à 70

pour 100 à cause du chiffre de 44 pour 100 donné par l'hôpital de Refnals.

Voilà, croyons-nous, qui répond victorieusement aux quelques cas isolés et malheureux du Dr Iscovesco. Nous n'insisterons donc pas plus longtemps pour démontrer l'efficacité du traitement marin dans la scrofule. Nous ne nous y serions même pas arrêté, n'eût été la récente communication que nous venons d'analyser et dont il est si facile de diminuer les prétentions. Qu'on nous permette toutefois encore une réflexion. Nous n'avons pas l'intention de dire que la vie au bord de la mer confère l'immunité contre la tuberculose. Les gens qui sont nés dans un climat marin, qui l'ont toujours habité, ont ainsi acquis une accoutumance qui les prive d'une partie des bénéfices qu'ils en pourraient tirer. La même chose se passe dans l'emploi des médicaments, et c'est la même raison qui explique pourquoi la scrofule des riches guérit moins vite au bord de la mer que la scrofule des pauvres, et c'est encore pour le même motif que les malades vivant sur les côtes retirent un avantage à aller habiter l'intérieur des terres si l'observation du Dr Philipps que nous avons rapportée est exacte. Il ne faut pas voir dans l'aérothérapie et la balnéothérapie marines, un remède absolument infaillible (ce serait le premier) mais bien un traitement dont les lois générales d'action restent les mêmes que pour les autres médications.

On ne peut admettre en effet que les nombreux observateurs que nous avons cités à l'historique se soient trompés ; et l'apparition à longue distance, des contra-

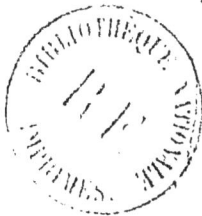

Bourcart   2

dictions de A. Clarke, Philipps, Iscovesco ne peuvent suffire à renverser une opinion si solidement établie. .

Nous allons maintenant démontrer, que le traitement marin prolongé peut suffire, 1. le plus souvent en dehors de toute intervention chirurgicale, à amener la guérison des manifestations strumeuses. Le Dr Cazin, nous l'avons déjà dit, pratique de nombreuses opérations. Dans son article du 15 août 1890, dans la *Revue des Deux-Mondes*, le Dr Rochart nous apprend « qu'à l'encontre du Dr Cazin, le Dr Vidal à Giens, s'est abstenu systématiquement de toute intervention opératoire. Il voulait savoir à quoi s'en tenir sur la valeur des bains de mer et de l'air marin dans la scrofule, et il fallait pour cela en observer les effets en dehors de toute autre influence. Le résultat a dépassé ses espérances. Non seulement l'état général de ses petits malades s'est rapidement amélioré, mais il a vu les manifestations locales les plus sérieuses s'amender et marcher vers la guérison, alors qu'elles n'avaient fait qu'empirer pendant le long séjour que ces enfants avaient fait auparavant dans les hôpitaux de Lyon ».

Plusieurs de nos observations nous le verrons plus loin, établissent le même fait de la non-nécessité d'une intervention chirurgicale, si l'on sait attendre. Et nous le montrerons également par les cas que nous rapporterons, ce temps d'attente se trouve abrégé par la cure en hiver qui agit plus rapidement que le traitement en été.

D'ailleurs tout en pratiquant de nombreuses opérations, le Dr Cazin n'écrit-il pas : « Je ne crains pas de ne répéter en disant que surtout pour les ostéo-périostites

et les ostéites, il y a bénéfice à retarder un peu le traitement local au profit du traitement constitutionnel.

Il faut entièrement se rallier à cette parole si vraie du
professeur Verneuil : « Il n'y a réellement de sécurité
que lorsqu'on a modifié la constitution ».

Et plus loin à propos du mal de Pott : « C'est donc au
séjour prolongé, à l'immersion permanente dans l'air
marin que l'on doit attribuer le succès... » N'est-il pas
préférable de faire faire à ces enfants un séjour prolongé
permanent de plusieurs années, dans ce milieu vivifiant
par excellence. Il n'est peut-être pas d'affection scrofu-
leuse où l'influence de l'air marin seul soit aussi évi-
dente. En effet on est dans cette maladie très souvent
obligé d'interrompre les bains qui ne peuvent être pris,
à moins d'extrêmes précautions que pendant les journées
calmes et chaudes. »

C'est bien à l'aérathérapie et à la balnéathérapie que
l'on doit attribuer les guérisons et non à un simple changement d'air comme l'insinue Thomson (1). « Il est très
probable que les scrofuleux qui demeurent sur le bord
de la mer obtiendraient par la même raison les mêmes
résultats en allant se retirer dans l'intérieur du pays. »

« Cette probabilité n'est pas devenue une réalité, ajoute
Cazin. Maintes fois j'ai vu des scrofuleux habitant Bou-
logne-sur-Mer aller pour une raison ou pour une autre
se fixer à la campagne, et ce changement n'a pas paru
amener aucune modification dans leur état. D'un autre

1. *Traité médical, chirurgical, de l'inflammation.* Traduction
Rousseau et Jourdan. Paris, 1827, p. 206.

côté nous voyons tous les jours dans la clientèle des enfants pour lesquels on a inutilement tenté de l'habitation des champs et des bois et qui viennent trouver la guérison sur le bord de la mer, »

C'est donc bien le traitement marin et le traitement marin prolongé qui guérit les affections scrofuleuses. Nous démontrerons que le traitement en hiver peut abréger la longueur de la cure. Mais auparavant nous allons prouver la supériorité du bain froid sur le bain chaud, en même temps que l'utilité de lutter en hiver contre la scrofule.

CHAPITRE III

« S'il est une saison dit Lallemand, dans laquelle il soit urgent de lutter contre les maladies chroniques, c'est surtout pendant l'hiver, parce que c'est dans cette saison qu'elles sévissent le plus cruellement et que les rechutes sont plus graves et plus fréquentes. Il importe donc de guérir les malades en hiver, non-seulement pour ne pas faire perdre un temps précieux, mais encore parce que le printemps est la saison la plus favorable à la convalescence, et que les malades ont ensuite tout l'été pour compléter leur rétablissement. » Ces réflexions judicieuses doivent s'appliquer surtout au traitement de la scrofule et font parfaitement comprendre, comme l'indique le Dr Morin « *l'utilité d'une saison d'hiver dans un établissement spécial* ».

Mais la saison d'hiver dans un établissement spécial doit pour produire tous les résultats qu'on est en droit d'en attendre, comprendre l'usage continu des bains de mer comme on peut le faire, à Cannes. Sur des plages moins favorisées on a recours aux bains de mer chauds. Ces derniers sont loin d'avoir l'activité des premiers.

Nous ne redirons pas après tant d'autres, la façon dont agit le bain froid ; tous les auteurs qui se sont occupés de la question y ont longuement insisté, nous ferons toutefois remarquer avec Cazin que le bain de mer froid agit d'une façon complexe par le froid même, par la densité de l'eau et par la présence, des sels minéralisateurs.

L'action de la lame rappelle le massage et se joint à la réaction qui est de toutes les façons dont le bain froid agit celle qui produit les meilleurs effets. Le bain de mer froid doit une grande partie de ses propriétés à ce phénomène de la réaction ; aussi rien ne saurait le remplacer, « avec le bain de mer chaud une partie des facteurs manque, mais la minéralisation agit avec plus d'intensité. Aussi se rapproche-t-il des bains thermaux sources chlorurées sodiques». (Cazin).

« On a proposé d'associer au bain de mer chaud certaines substances, ou de mitiger l'eau avec des proportions variables d'eau douce ; cela est le plus souvent inutile et la pauvreté des résultats obtenus ne peut alors que discréditer le bain de mer chaud lui-même puisque cela amène des esprits excellents à douter de l'action même de ces derniers. »

« Ne prenez que pour ce qu'elle vaut cette balnéation maritime en chambre dans une baignoire avec de l'eau chauffée, coupée, défigurée, ce qui fait le bonheur des spécialistes affamés de clients. » Cuignet (1).

« On ne doit demander aux bains de mer que ce qu'ils nous donnent par eux-mêmes ; on l'a dit textuellement » l'art ne peut agir qu'en agissant dans le sens de la nature comme elle et avec elle. » Von Merris. *Bulletin médical du Nord de la France.*

Mais comme rien ne démontre mieux la valeur d'un

1. Rapport sur la candidature de Von Merris au titre de membre titulaire etc.,.. *Bulletin médical du Nord de la France*, mars 1880, p. 81.

procédé que les résultats obtenus, il nous faut recher-
cher quels ont été les succès donnés par les bains de mer
chauds en hiver. Or le Dʳ Cazin se charge encore de nous
l'apprendre. « Je suis médiocrement satisfait de ce mode
d'emploi de l'eau de mer, ce n'est plus le bain froid avec
la lame, le mouvement et l'air vif qui inonde l'enfant ; ce
n'est pas encore le bain chaud avec sa temp. de 32°.

« Dans la piscine on n'a que de la balnéation bâtarde.
Elle n'a d'autre avantage que de permettre un peu d'exer-
cice pendant l'immersion. Cet avantage est minime en présence des dangers qu'elle offre. Le plus frappant est pendant l'hiver, la transition brusque de température entre
le milieu rendu estival artificiellement, et le reste de l'é-
tablissement, les cours surtout où les petits malades sont
obligés de passer la majeure partie de leur journée. D'autres raisons encore ont fait cesser ou du moins suspendre
l'utilisation de la belle piscine qu'on y avait élevée à grands
frais. »

Nous ne saurions insister plus longtemps, le bain de
mer chaud dans une baignoire, ou la piscine chauffée ne
remplacera jamais le bain de mer froid. Il faut donc se
résigner à perdre les longs mois d'hiver au point de vue
thérapeutique, quoique ce soit le moment au contraire où
l'on doit redoubler de soins et de vigilance. Aussi le
Dʳ Philipps (*On scrofula*, etc., p. 230), a-t-il pu écrire :
« Ce ne sont pas les mois (mai, juin, août), où nous vou-
drions avoir un agent capable d'agir contre la scrofule,
mais dans les mois de décembre, janvier, février, mars,
qui ont sur la maladie une désastreuse influence et ce ne
sont pas les mois où les malades sont à la mer. »

A l'époque, où le Dr Philipps écrivait, il pouvait avoir raison, aujourd'hui ses objections ne sont plus de mise, puisque, nous le montrons, on peut à Cannes profiter de l'hiver pour soigner les scrofuleux. Et non seulement il est possible d'y donner des bains froids, mais nous devons ajouter, et le Dr D'Espine le constate dans son rapport, que c'est en hiver surtout que le traitement est efficace. Des suppurations osseuses qui semblaient interminables ont guéri dans un seul hiver, il n'a jamais fallu plus de deux saisons pour obtenir la guérison. S'il est nécessaire de lutter surtout l'hiver contre la scrofule les faits que nous apportons plus loin démontrent aussi que c'est dans cette saison que l'on obtient les meilleurs résultats. Nous ne chercherons pas à expliquer ce fait, les chiffres parlent, nous nous contentons de consigner les effets peu nous importe par quels processus ils s'obtiennent. D'ailleurs Gaudet avait constaté que « les effets secondaires thérapeutiques dans les scrofules augmentent pendant les mois d'automne et d'hiver et ce n'est qu'au printemps qu'on les voit s'arrêter ».

Nous savons maintenant que rien ne saurait remplacer le bain de mer froid, que c'est en hiver que l'on obtient les plus beaux résultats, nous ne pouvons pas, cependant avant d'aborder dans ses détails le traitement suivi à Cannes, ne pas nous demander si les mêmes effets ne sauraient être obtenus dans les stations thermales où l'on rencontre des sources chlorurées. Loin de nous la pensée de nier les heureux résultats qu'enregistrent les médecins de Kissinger, Kreuznach, Nauheim, Hambourg, Wiesbaden, Salins, Salies, Balame, Bourbonne, Bourbon, l'Archambault,

Niederbronn Lamotte, Willdegg (Suisse) Rivanazzano
(Italie). Ce serait mal nous comprendre que de croire que
nous voulons dire que c'est à Cannes seulement qu'on
peut soigner la scrofule.

Le parallèle dont nous parlons a été consciencieuse-
ment établi par le Dr Cazin ; aussi lui emprunterons-nous
encore de nombreuses citations :

« Les eaux chlorurées sodiques agissent par leur minéralisation et leur température (p. 253). Il est facile de
juger d'un seul coup d'œil que sauf pour Salies de Bearn
qui constitue une eau exceptionnelle et pour Salins (par
rapport à l'Océan) la suprématie reste à l'eau de mer qui
contient des proportions salines bien supérieures, surtout
en chlorures, à celles des stations balnéaires les plus jus-
tement réputées contre la scrofule.

« Si on recherche l'action médicamenteuse de l'eau de
mer, c'est au bain chaud qu'il faut s'adresser et alors
elle égale et dépasse en puissance les eaux précitées.
Mais la mer donne quelque chose de plus, la *réaction* et
le bain froid agit ici comme un modificateur puissant de
la circulation et de l'innervation ; à cette perturbation
qu'il faut savoir interpréter et guider vient se joindre le
bénéfice de l'atmosphère marine. Suivant nous on peut
dire que les eaux chlorurées sodiques et le bain de mer
chaud agissent thérapeutiquement et le bain de mer uni
à la respiration de l'air hygiéniquement. Dans le premier
cas, c'est une action énergique rapide qui ne saurait être
continuée trop longtemps dans laquelle il y a quelque
chose de brutal et qui, en raison même de son énergie
doit commander un séjour limité près des sources ; aux

bords de la mer l'effet est plus lent à longue portée, on peut prendre des bains de mer pendant plusieurs mois et les espacer à son gré. Avec les eaux salines on peut dépasser le but ; avec l'eau de mer on y arrive graduellement ».

Ajoutez que l'action altérante du chlorure de sodium pris à l'intérieur peut avoir les inconvénients de toute médication alcaline intense, la provocation de l'anémie, ce qui dans le cas particulier serait des plus funestes, ajoutez encore que la plupart des sources thermales chlorurées sodiques sont froides et que les bains doivent être réchauffés dans des baignoirs, joignez-y enfin la fréquence et les inconvénients de la fièvre thermale et vous verrez que les stations précédentes à côté de grands avantages possèdent d'immenses inconvénients. Elles sont en outre contre-indiquées dans les lésions tuberculeuses des voies respiratoires, tandis que depuis longtemps le climat méditerranéen, celui de Cannes en particulier jouit à juste titre de la meilleure réputation pour ses bienfaits dans la phthisie.

Tous les auteurs n'ont pas, il est vrai tenu un langage aussi sincère que le Dr Cazin. C'est ainsi que le Dr Guyénot parle de la mer : « Par sa température elle ne laisse rien absorber par la peau, elle est trop chaude pour faire de la bonne hydrothérapie, trop froide pour la balnéation, ses eaux ne sont pas tolérées par l'estomac, ce qui est une infériorité que rien ne saurait compenser. » M. Jubian ne partage pas l'opinion de M. Guyénot et M. Chatin. (*Lyon Médical* 1872, 1 vol. p. 617) ajoute : « Si les deux médications ont une certaine analogie elles ont aussi des diffé-

rences. Pour la majorité des cas, la supériorité nous
paraît appartenir aux bains de mer soit dans l'Océan,
soit dans la Méditerrannée. » Cazin parlant de la communication du Dr Guyénot ajoute : « Ce n'est pas là,
qu'on me permette de le dire, de la science vraie ; on voit
trop le bout de l'oreille. » « L'expérience nous apprend
au contraire que la mer rend d'incalculables services et
les eaux chlorurées sodiques aussi. Chacun de ces agents
thérapeutiques a sa valeur indiscutable, ses indications
propres.

En résumé : les eaux minérales chlorurées sodiques
ont une action à peu près égale à celle d'un traitement
marin court (30 jours).

Le traitement marin prolongé a une influence plus profonde, plus durable. »

On ne saurait mieux dire, ni plus vrai. Nous ajouterons
que ce qui établira toujours l'inconstestable supériorité du
traitement de la scrofule au bord de la mer ce sera l'heu-
reuse influence du climat marin. Et cette influence sera
d'autant plus nette que l'on pourra bénéficier tout l'hiver
de ses avantages. C'est ainsi qu'à Cannes nos malades
peuvent non seulement continuer l'hydrothérapie marine,
mais se promener toute la journée sur la plage, se réchauf-
fer au soleil, et la nuit encore respirer l'air pur par les
fenêtres entr'ouvertes de leur appartement.

Jusqu'ici nous n'avons guère insisté sur cette seconde
partie du traitement toute aussi importante que la première.

Nous nous sommes attachés à démontrer l'infériorité
des bains chauds, la supériorité des bains froids ; mais nous

ne saurions trop le répéter, l'aérothérapie joue un rôle aussi important dans le traitement de la scrofule que celui des bains de mer en hiver. Les petits malades dont nous rapportons plus loin les observations y ont été soumis, et on peut le constater la marche vers la guérison a été aussi rapide que possible.

Ce que M. le Dr Nicaise préconisait récemment pour les tuberculeux on peut l'appliquer sans crainte aux scrofuleux, nous ajouterons même que depuis trois ans notre père et M. de Valcourt avaient recours à cette pratique à l'hôpital Dollfus. Et si le Dr Cazin a pu dire que : « Loin de hâter l'éclosion de la phthisie le traitement marin en prévient le développement ; (que) la prophylaxie par la mer en empêchant la scrofule héréditaire d'éclore oppose aux ravages de la phthisie la seule digue efficace, cela est vrai surtout du traitement marin prolongé, du traitement par l'aérothérapie et la balnéothérapie, en hiver, tel qu'on peut l'établir à Cannes qui par sa situation, son climat permet d'instituer un traitement que l'on trouvera peut-être *audacieux* mais qui a déjà fait ses preuves. C'est ce que nous verrons dans le chapitre suivant où nous repasserons les avantages de Cannes, tout en donnant quelques détails complémentaires sur la manière d'administrer les bains, et sur l'hygiène des scrofuleux.

CHAPITRE IV

Cannes est bâtie dans une baie, adossée au versant sud des collines qui forment les contreforts des Alpes-Maritimes, bornée à l'ouest par la chaîne de l'Estérel qui l'abrite contre le mistral, à l'est par le promontoire de la Croisette et la Californie. Avec sa plage à sable de porphyre elle est placée en plein midi, en plein soleil, et le petit tuberculeux pourra y vivre au grand air, sans crainte de ces changements brusques de température, si funestes souvent à ce genre de maladies! La température est très égale à Cannes, rentrer avant le coucher du soleil est presque l'unique recommandation à faire à cause des rosées abondantes qui terminent toujours les beaux jours de Provence.

Pluie rare, température moyenne de 20° à midi, température moyenne de l'eau au-dessus de 12°. Nous ne reviendrons pas sur cette intéressante étude, faite déjà par le Dr de Valcourt.

Nous voulons seulement insister sur un point : le mistral ne souffle que rarement à Cannes, quand il vente trois ou six jours de suite, à Marseille par exemple Cannes a l'ennui d'un jour de vent et encore d'un vent affaibli et échauffé par sa course à travers les plaines de Provence et les pins de l'Estérel. Comme nous le verrons le mistral est assez fort pour obliger à interrompre les bains et cela parce qu'il a mêlé la couche profonde de l'eau (toujours

froide) à la couche superficielle chauffée par le soleil, mais
jamais il n'est assez fort et assez froid pour empêcher le
séjour en plein air.

C'est même un temps excellent au point de vue hygié-
nique que celui qu'amène *le petit mistral* de Cannes. Ciel
toujours pur, air plus marin, plus actif ; de sorte que dans
ces rares journées l'action enlevée aux bains de mer est
regagnée par la qualité du bain d'air !

L'hôpital des enfants, qui au début en 1882, fut installé
par son fondateur, M. Dolfus, dans une petite villa de la
Croisette est, maintenant qu'il a pris plus d'importance,
grâce au comité Genevois dont fait partie M. le professeur
d'Espines, situé très près de la mer, séparé de la plage par
le square Brougham seulement ! C'est de plein pied que
se trouvent : salle d'étude et de réunion, cabinet de con-
sultation et réfectoire. Au premier et au second étage des
dortoirs vastes et bien aérés par de larges fenêtres donnant au midi et grandement ouvertes tout le jour, entr'ouvertes la nuit, peuvent contenir facilement quarante lits.
Un jardin et un hall permettent aux enfants, trop souf-
frants pour courir dans le square ou sur la plage, de
rester en plein air jusqu'au coucher du soleil. Sur le sable
à quelques mètres de l'asile a été installée la cabine de
bains.

Lever à sept heures du matin, déjeûner, visite du médecin chaque jour a huit heures 1/2. Bain de mer à 11,
déjeûner à midi, jeux, dîner et coucher très tôt. Telle
est la vie régulière du petit malade.

La cure va du 1er octobre au 31 mai.

Pendant ces 8 mois, le petit malade prend chaque jour

un bain, de courte durée, consistant en une simple immersion de quelques minutes au cœur de l'hiver; il sera de près d'un quart d'heure par les chaudes journées de la fin d'avril et de mai.

La *réaction* se fait parfaitement, même par les temps les plus froids, un séchage immédiat suivi d'une vive friction au linge éponge et au gant de crin sous le couvert de la cabine y suffisent ; chaudement vêtus, les moins malades vont courir sur la plage, les plus impotents sont ramenés sous le hall et jamais on n'a eu de déboires.

M. le Dr Bourcart et M. le Dr de Valcourt s'expriment en ces termes dans leur rapport de 1888.

« Ces bains, et aussi l'habitude d'avoir toutes les fenê-
« tres ouvertes, aguerrissent chez eux l'appareil respira-
« toire, car nous n'avons eu à soigner ni bronchites, ni
« pneumonies, ni pleurésies. »

Donc un bain chaque jour et cela tout l'hiver, sans en dispenser aucun enfant, les uns portés dans la mer, les plus valides y entrant seuls sans aide.

« La suppuration n'est pas non plus une contre-indi-
« cation aux bains ; bien au contraire, non seulement
« nous donnons l'hydrothérapie marine à nos petits scrofu-
« leux couverts d'abcès fluents, mais nous leur appliquons
« en sus des compresses d'eau de mer » (rapport 888).

Et nous avons pu juger souvent nous-même de l'action rapide et sûre de ce traitement appliqué aux suppurations.

Jamais dans cet établissement on n'a eu à se plaindre de l'action irritante de l'eau de mer, jamais aucune tumeur ganglionnaire, quelque volumineuse qu'elle fût (et les spécimens envoyés à Cannes étaient le plus souvent très graves), ne s'est abcédée sous l'influence des bains de mer.

Les bains sont admirablement bien supportés, les enfants y tiennent, les demandent eux-mêmes et sont désolés quand on les en prive un jour de pluie ou de mistral.

Cette tolérance est due certainement à l'habitude qui est prise à l'arrivée des froids. Les mois d'octobre et de novembre ont permis aux tempéraments de s'aguérir peu à peu. Il est fort probable que des enfants envoyés dans le midi, en décembre seulement, résisteraient mal à l'immersion froide. Ce n'est que graduellement que l'accoutumance s'acquiert.

Mais ce n'est que guidé par l'expérience, après avoir tenté chaque année un pas de plus, qu'on est arrivé au résultat actuel.

Nous nous souvenons bien de l'hésitation des débuts où l'on se demandait s'il ne serait pas téméraire de continuer la cure tout l'hiver, mais la tolérance dépassait toute attente diminuant la timidité, elle permit de prolonger la saison des bains chaque année davantage, comme le disent notre père et le Dr de Valcourt dans leur rapport de l'année 1887-1888.

« Au début, nous faisions cesser les bains fin novembre pour ne les reprendre qu'en mars. Nous avons peu à peu, guidés par l'expérience, diminué la période d'arrêt en hiver, et cette année les bains ont été interrompus seulement du 27 décembre au 11 janvier. Il va sans dire que lorsque le temps ou le vent sont défavorables, les bains sont arrêtés pendant un, deux ou trois jours; cela n'importe à quel moment de la saison, de sorte qu'on peut établir en moyenne, que les enfants ont 20 bains de

mer par mois, ou 150 bains pendant la durée de la saison d'octobre à fin mai. »

La période d'interruption n'était que de 15 jours en
1887. Aujourd'hui elle n'existe plus et de moins en moins
on craint les temps et les vents défavorables.

La balnéation hivernale pratiquée d'une façon ininterrompue (ou presqu'ininterrompue) est donc obtenue !

Le traitement médical adjuvant consiste principalement
en huile de foie de morue, poudre de phosphate de chaux
et lait salé.

Le climat marin permet d'élever considérablement les
doses d'huile de foie de morue, assimilée avec grande fa-
cilité aux bords de la mer.

Le traitement chirurgical est éminemment conservateur.
On cherche à modifier autant que faire se peut des cons-
titutions débiles, mauvaises, et on n'intervient chirurgica-
lement, localement, que lorsqu'on y est absolument obligé.

Le rôle du chirurgien s'est borné à extraire des es-
quilles et des séquestres, à ouvrir des abcès froids drai-
nés ensuite, à mettre quelques pointes de feu sur la
colonne vertébrale ou sur les tumeurs blanches à immobi-
liser dans des corsets de Sayre, des malades atteints de
mal de Pott, et à appliquer quelques appareils plâtrés,
et encore ces derniers sont-ils enlevés dès que leur présence n'est plus rigoureusement indispensable.

Tel est le traitement institué à l'hôpital marin des enfants à Cannes, on peut le résumer en une formule bien
simple : « Aération continue, bains journaliers, » et les
effets en ont été surprenants, comme les pages suivantes
l'attesteront.

Bourcart

De 1882-1885, l'hôpital fut réservé aux enfants alsaciens, reçus par la générosité de M. Dolfus. En 1885, un comité genevois vint aider M. Dolfus à agrandir son œuvre.

M. le professeur D'Espines (de Genève), dans son « *Rapport médical sur l'œuvre du Comité Genevois des Bains de mer (1888) (1)* », s'exprime en ces termes :

« Les résultats des cures à Cannes furent si remarquables que le comité ...... se décida en décembre 1885, à étudier avec M. Dolfus la possibilité de créer en commun à Cannes une œuvre durable, un hôpital maritime pour les enfants scrofuleux. »

« Grâce au climat tempéré de Cannes qui a permis pendant tout l'hiver une aération continue et aux bains de mer, ces moyens fort simples ont donné à nos confrères des résultats inespérés, qui ont dépassé de beaucoup nos propres prévisions. »

« *Plusieurs cas de scrofule osseuse, incomplètement guéris à Cette ou stationnaires, ont été envoyés à Cannes où ils ont guéri définitivement.* »

Et le rapport se termine par ces mots :

« En résumé les résultats obtenus à Cannes dans le traitement des affections scrofuleuses, démontrent l'importance d'un séjour prolongé au bord de la mer, et la guérison nous paraît dépendre de trois facteurs principaux, qui sont : 1° l'atmosphère maritime ; 2° la balnéation dans l'eau de mer ; 3° le séjour dans un climat tempéré chaud qui permet de remplacer le confinement forcé de l'hiver par une aération continue. »

1. Extrait de la *Revue médicale de la Suisse Romande* (février 1888).

C'est par toutes ces raisons que le traitement à Cannes a produit les heureux effets que nous avons pu constater et que nous constaterons encore dans les observations suivantes qui ont été recueillies en commun dans le même service par notre père le Dr Bourcart et M. le Dr de Valcourt. Nous ne saurions trop remercier ce dernier d'avoir bien voulu nous permettre de les utiliser.

CHAPITRE V

Avant de donner nos observations personnelles nous croyons bon de citer la statistique des cas soignés à Cannes et envoyés de Genève telle que le D^r D'Espine la donne dans son *Rapport Médical sur l'œuvre du comité Génevois des bains de mer* (*extrait de la Revue Médicale de la Suisse Romande*, septembre 1888).

De 1882 à 1888, le comité de Genève envoya 51 enfants à l'asile Dolfus, 37 sont actuellement guéris entièrement, 9 sont très améliorés, 1 n'est qu'amélioré et aurait besoin d'une seconde saison, 2 sont restés stationnaires, 2 sont morts à Cannes.

« Presque tous les enfants ont été revus dernièrement par moi afin de pouvoir constater les effets éloignés de la thérapeutique marine sur leur santé. Des renseignements précis ont pu être obtenus sur ceux qui n'ont pas pu se présenter. »

« 33 enfants ont fait une saison, 8 en ont fait deux, ce qui fait un total de 49 cures de huit mois chacune. »

« La majorité de ces enfants n'avaient pas plus de 10 ans. Voici d'ailleurs la statistique exacte 8, de 4 à 7 ans; 17, de 8 à 10 ans; 10, de 10 à 15 ans; 6, de 15 à 20 ans.

Nous empruntons au même mémoire le tableau suivant : on y remarquera deux cas de rachitisme opérés.

Statistique de 6 saisons à Cannes.
1882-1888.

	Guéris.	Très améliorés.	Améliorés.	État stationnaire.	Morts.	Total.	Observations.
Caries suppurées multiples	9					9	
Coxalgies suppurées	3	2			1	10	
id. non suppurées	3	1					
Tumeurs blanches du genou suppurées.	1					4	
id. non suppurées.	1	2					
Tumeurs blanches du coude suppurées.	2					3	
id. non suppurées.	1						
id. du cou-de-pied suppurées.	1					1	
Maux de Pott non suppurés.	3		1		1	5	
id. avec abcès par congestion.							
Engorgements ganglionnaires externes.	7					7	
— mésentériques.	2					2	
Phthisie broncho-pulmonaire-scrofuleuse.	1	1				2	
Ophthalmie scrofuleuse	1	2				3	
Otite scrofuleuse.	1					1	
Lupus.				2		2	
Déviations rachitiques opérées.	2					2	
Total.	38	8	1	2	2	51	

Lé D^r d'Espine nous apprend que l'un de ces deux enfants subit une ostéotomie pour un genu valgum et l'autre une ostéoclasie des deux tibias. « Le premier, dont l'état général laissait beaucoup à désirer avant sa cure, a pu FAIRE DEPUIS LORS UN SERVICE MILITAIRE EN FRANCE. Chez l'autre enfant de 4 ans 1/2, la CONSOLIDATION OSSEUSE N'A ÉTÉ COMPLÈTE QU'APRÈS LES BAINS DE MER.

A cette statistique, qui s'arrête en 1888, nous joindrons les cas venus de Genève, en 1889 et 1890. Nous y joindrons également les cas fournis par Mulhouse et Paris. Il nous manque la statistique des petits malades traités de 1882-1885 (suffisamment belle pour avoir déterminé le comité genevois à envoyer ses protégés à Cannes). Aussi le total général de 106 est-il inférieur au nombre exact des malades qui ont pu bénéficier du traitement marin en hiver. Néanmoins nous basons nos affirmations, on le voit, sur un nombre de cas déjà important.

Nous allons ranger nos observations par groupes pathologiques ce qui rend plus facile l'appréciation de la cure marine. Nous en emprunterons quelques-unes à M. le professeur d'Espine. Nous nous permettons toutefois de faire remarquer que le savant et distingué rapporteur a dû en partie se servir des observations recueillies à l'hôpital Dolfus par notre père, le Dr Bourcart. Ce qui, croyons-nous, peut nous autoriser à les placer à côté de celles que nous publions.

Nous commencerons par les cas de coxalgie, cette affection a donné des résultats très satisfaisants. Le D^r d'Espine le constate déjà dans son rapport, il dit que « sur dix enfants, six ont été guéris, trois très améliorés ; le dernier, un garçon âgé de dix ans, est mort pendant la seconde cure d'une méningite. La suppuration, que rien n'a pu tarir, s'expliquait par l'extension de la carie de l'articulation de la hanche aux os du bassin. Une première cure avait cependant amélioré momentanément l'état du petit malade ».

« Parmi les coxalgies non suppurées citons un cas de coxalgie récente :

Observation I (D'Espine).

Joséphine M..., âgée de 5 ans. Antécédents tuberculeux dans la famille (mère morte poitrinaire, frère mort de méningite). Début de la coxalgie en mars 1887. Traitée à l'hôpital Gourgos par le D' Martin du 2 mai 1887 jusqu'au moment de son départ pour Cannes. Au commencement d'octobre, on constate déjà à ce moment une amélioration légère caractérisée par la possibilité de faire certains mouvements limités de l'articulation de la hanche. Raccourcissement d'un demi-centimètre. Boiterie. Marche difficile sans béquille.

Au retour, guérison complète. Tous les mouvements de la hanche sont rétablis. L'enfant marche sans boiter, elle saute à la corde. Je la vois un mois et demi après, la guérison s'est maintenue.

Observation II (D'Espine).

Emile C..., 5 ans. Début de la coxalgie à l'âge de 2 ans; traité à l'hôpital Gourgos pendant près d'un an, de novembre 1886 à octobre 1887. L'état général très grave s'est amélioré ; la fièvre a cessé trois semaines avant son départ. Un abcès profond iliaque s'est terminé par résolution après des applications de pointes de feu. Au départ, douleur spontanée dans la jointure dès qu'on cesse l'extension. Impossibilité complète de marcher. Pas de fistule. Amaigrissement, perte d'appétit.

État de l'enfant au retour (ou le 31 août 1888). — Guérison complète, l'enfant marche toute la journée avec des béquilles, n'a plus aucune douleur. L'atrophie du membre a disparu Raccourcissement de 2 centimètres.

OBSERVATION III (inédite).

1886-1887. Por.... Georges, 9 ans 1/2. — Paris. Coxalgie gauche depuis 3 ans, avec nombreux trajets fistuleux. Vastes abcès très fluents. La suppuration a beaucoup diminué, état général meilleur.

Une *seconde* saison serait nécessaire, 1887-1888. En avril, blépharite strumeuse. Impétigo du cuir chevelu. *Part guéri.*

OBSERVATION IV (inédite).

Schm... Lucien, 4 ans. Mulhouse.
Coxalgie, résection à Mulhouse il y a 2 ans (1884).
23 décembre 1886. — Rougeole.
10 mai. — Ouverture d'un abcès à la région trochantérienne droite. Injection iodo-iodurée. Part guéri (1886-1887).

OBSERVATION V (inédite).

Rem... Emile, 6 ans. Mulhouse.

Coxalgie. Résection il y a un an (1886). Hépato et splénomégalie. Ganglions mésentériques énormes. Etat stationnaire après sa saison de 1887.

OBSERVATION VI (inédite).

Brüch... Charles, 13 ans. Paris.
Coxalgie gauche, fistule. En janvier, ouverture d'un abcès profond. Guéri (saison 1887-1888).

OBSERVATION VII (inédite).

W... Angélique, 6 ans. Mulhouse (saison 1888-1889).
Coxalgie droite. Résection faite à Mulhouse. Mal de Pott. En février, pansement avec l'acide salicylique. Suppuration diminue beaucoup. Très grande amélioration. Revient en 1890. Marche sans béquilles. Etat général bon, Guérie.

OBSERVATION VIII (inédite).

Berth... Antoine, 9 ans (1889-1890).
Coxalgie droite; fièvre; douleurs; suppuration abondante; est étendu dans un appareil plâtré. Marche impossible. Abcès ouvert en mars, injection d'éther iodoformé. Commence à marcher avec une béquille. Au départ, grande amélioration. Doit revenir.

OBSERVATION IX (inédite).

Kapf..., André, 4 ans.

Coxalgie droite depuis 18 mois. Suppuration. A eu une forte attaque d'angine striduleuse en février.

Marche bien. Part guéri (1887-1888).

OBSERVATION X (inédite).

Mass..., Lucie, 10 ans. Coxalgie depuis l'âge de deux ans. Nombreux ganglions sous-maxillaires. Blépharite. Part entièrement guérie (1887-1888).

OBSERVATION XI (inédite).

Laure... Gil..., 17 ans. Paris (1887-1888).

Coxalgie. Ne souffre plus de sa coxalgie, mais il existe un peu d'arthrite du genou, qui gêne sa marche bonne avant cette complication. Part guérie.

OBSERVATION XII (inédite).

Alph... Vom..., 11 ans. Paris.

Coxalgie. Position vicieuse, genou en dedans. Grande anémie. Au départ la suppuration est diminuée. Etat général bon. Devrait revenir. Retour en 1890. Amélioration considérable.

OBSERVATION XIII (inédite).

Albert Gue..., 5 ans. Mulhouse (saison 1889-1890).

Coxalgie. Résection de la hanche le 9 mai 1888. Suppuration profuse de la hanche ayant nécessité des pansements répétés plusieurs fois par jour. Foie énorme. Crainte de tuberculose intestinàle. Crainte très sérieuse de mort. Amélioration fin de février. L'amélioration va vite ; fin mars, l'enfant commence à marcher avec des béquilles. Le foie a beaucoup diminué de volume, la cuisse et la jambe, qui étaient œdématiées, ont repris un volume presque normal. Ce cas est très remarquable parce que cet enfant avait été envoyé presque mourant.

OBSERVATION XIV (inédite).

De Hel..., Albert, 11 ans.

Coxalgie avec suppuration abondante. Mal de Pott lombaire. Tousse un peu. Ouverture d'un abcès à la région trochantérienne le 19 février. Suppuration profuse. Reste constamment dans sa gouttière si ce n'est pour le bain. Légère amélioration 1889-1890).

OBSERVATION XV (inédite).

Me..., Emile.

Coxalgie gauche. Abcès froid à la région claviculaire droite. Part guéri saison 1889-1888).

Aux dix cas de coxalgies suppurées ou non que donne la statistique du Dr D'Espine, il nous faut donc ajouter 13 cas personnels qui se répartissent ainsi : 8 cas de guérison complète, 2 cas de très grande amélioration ; 2 cas d'amélioration légère, un cas d'état stationnaire.

Ce qui donne comme moyenne 60 pour 100 de guérisons complètes. La moyenne donnée par Cazin pour les divers hôpitaux maritimes, serait de 70 pour 100. Il semble donc que nous soyons au-dessous du taux moyen, ce n'est là qu'une *différence apparente,* car nous ne saurions le diré trop haut, les malades envoyés à Cannes étaient pour la plupart dans un état vraiment lamentable, et presque désespéré. Il ne serait pas difficile d'enregistrer de plus nombreux succès si l'on voulait choisir parmi des cas moins graves. Mais nous avons tenu à donner les observations telles qu'elles se présentaient. D'ailleurs si l'on remarque que sur les 13 cas de coxalgies que nous rapportons il y a 10 cas de coxalgie suppurée avec 5 cas de guérison, nous obtenons la moyenne de 50 pour 100 de guérisons. Or, Cazin, chez les garçons, enregistre 51,8 cas de succès. C'est à cette moyenne que nous devons comparer nos résultats, puisqu'il n'y a qu'une fille sur nos 10 cas. On peut donc établir que les résultats sont sensiblement les mêmes. Mais si l'on tient compte de la *gravité exceptionnelle* des cas soignés à Cannes, et surtout de ce fait que la plupart des guérisons ont été obtenues au bout d'une seule saison de 8 mois (240 jours), ou au maximum au bout de deux saisons, on voit que la supériorité ne reste pas à Berk où le traitement moyen est de 421 jours.

Nous allons rapporter maintenant plusieurs cas de mal de Pott. Disons une fois pour toutes, que certains malades présentent à la fois deux affections scrofuleuses ; mal de Pott et coxalgie, par exemple ; nous nous garderons bien de faire figurer ces malades dans deux catégories différentes et si par exemple nous en avons donné l'observation comme coxalgique, nous ne la répéterons plus. Ce procédé amène en effet la confusion lorsqu'il s'agit d'établir ensuite des moyennes.

Observation XVI (D'Espine).

Louis O..., mal de Pott lombaire qui a débuté à l'âge de 8 ans. Abcès par congestion ouvert dans l'aine droite à l'hôpital canton- nal en 1880. La fistule coule tout l'hiver. Second abcès à gau- che au niveau du ligament de Poupart, ponctionné en 1881, resté fistuleux. État général mauvais. Arthrite fongueuse de la main droite qui nécessite une incision. L'enfant est envoyé à Cannes de 1882 à 1883 ; il en revient dans un état très satisfaisant, les deux fistules de l'aine sont fermées.

En 1886, les fistules de l'aine se sont rouvertes. Induration du poumon droit. L'enfant tousse et a de la peine à respirer. Son père insiste pour que nous le renvoyions à Cannes. En février 1887, il se développe un abcès profond dans le dos, et on constate des phénomènes provenant de la compression de la moelle. OEdème des membres inférieurs. Albuminurie, vomissements, affaiblissement graduel. Mort le 1er mars 1887.

Observation XVII (inédite).

H... Elise, 8 ans. Mulhouse (saison 1888-1889).
Mal de Pott. En décembre, corset de Sayre. En mars *suppu- ration tarie*. Ferait bien de revenir.

Observation XVIII (inédite).

Louis Cons...
Mal de Pott. Gibbosité considérable au niveau de la sixième vertèbre dorsale. Marche impossible. On le promène en voiture. Corset de Sayre appliqué le 20 octobre.

L'enfant grandit et prend de l'embonpoint.

Il prend des bains de mer tout l'hiver. *Pas de suppuration.* Peut marcher, aucune douleur. Se tient bien sur les jambes.

Guérison (1887-1888).

OBSERVATION XIX (inédite).

Berthe Leger..., 15 ans. Lausanne.

Mal de Pott. Porte gibbosité dorsale. Abcès par congestion à l'aine gauche ; un peu de claudication. Marche à peine, très anémique. Corset de Sayre. Progrès rapides dans la marche. Part presque guérie. Reviendra 1889-1890. Deuxième cure. Part guérie.

OBSERVATION XX (inédite).

Bend... Auguste, 12 ans. Paris.

Blépharite. Mal de Pott. Anémie. Très grande amélioration. Reviendra 1889-1890. Etat général bon. Part guérie.

De nos quatre observations personnelles de mal de Pott trois se terminent par la guérison, et dans un autre cas le malade se trouve énormément amélioré. Or, la guérison a été obtenue en *deux saisons*, ce que nous ne saurions trop répéter, puisque de toutes les affections scrofuleuses, le mal de Pott est celle qui demande le plus de temps pour guérir ; il suffit pour s'en convaincre de se reporter à l'ouvrage du Dr Cazin, où l'on voit d'ailleurs que le mal de Pott avec abcès donne 43,4 pour 100 de guérisons, et le mal de Pott sans abcès 61,6, soit une moyenne de 52, 5 pour 100 ; alors que nous enregistrons ici 75 pour 100 de guérisons.

Le D^r D'Espine dans sa statistique enregistre trois gué-rivons sur cinq cas ; un cas d'amélioration et un cas de mort. Nous avons tenu à rapporter ce dernier, exception-nel par sa gravité ; la suppuration abondante accompa-gnée de dégénérescence amyloïde des reins a été la cause du dénouement fatal.

Tumeurs blanches.

OBSERVATION XXI (D'Espine).

Mathilde D..., 8 ans, malade depuis 2 ans. Tumeur blanche du coude gauche presque guérie par ankylose avec fistule. Tumeur blanche tibio- tarsienne droite avec une fistule. Mal de Pott dor-sal. Enfant d'une maigreur squelettique, avec un ventre énorme, de la diarrhée, de mauvaises digestions, et le signe à peu près cer-tain d'une phthisie mésentérique. Après une première cure à Cannes de 8 mois (1885 à 1886) le cou-de-pied s'est guéri ; le coude gauche a suppuré abondamment, on retire un large séques-tre ; quatre jours après, les bains de mer n'ayant pas été inter-rompus, la plaie est fermée et le coude gauche, qui était anky-losé, reprend peu à peu sa mobilité normale à l'aide des exercices et du massage.

Dans une visite que je fis à Cannes au printemps, je pus cons-tater la transformation complète de la santé de l'enfant. La tumé-faction du ventre et la diarrhée avaient entièrement disparu. En 1886-1887, elle eut une nouvelle poussée inflammatoire dans les vertèbres, au niveau de sa gibbosité, et fut prise, au printemps, d'une paraplégie qui diminua après l'application d'un corset de Sayre. Par précaution, on la tint encore étendue pendant 10 mois. Depuis le printemps de cette année, l'enfant est entièrement guéris ; elle a fait cet été un séjour à la montagne et jouit d'une parfaite santé.

OBSERVATION XXII (inédite).

Sut... Antoine, 13 ans. Mulhouse (saison 1889-1890).

Tumeur blanche du coude droit, opérée à plusieurs reprises. Enorme suppuration. Pansement à l'iodoforme. Périostite costo-sternale. On discuta l'opportunité de l'amputation du bras, vu l'étendue de la carie des os du coude, et la profusion de la suppuration. Injection d'éther iodoformé à 1/20.

Bains de mer. Grande amélioration. Les mouvements dans les doigts reparaissent ; la suppuration et le gonflement ont diminué. Reviendra.

OBSERVATION XXIII (inédite).

Bem.,.. Anna, 13 ans. Mulhouse.

Tumeur blanche du genou droit. Opérée plusieurs fois. Vaste foyer nécessitant plusieurs contre-ouvertures. Très grande amélioration, reviendra. 1887-88. Nouvelle saison. Guérison.

OBSERVATION XXIV (inédite).

Med... Charles, 5 ans (1889-1890).

Tumeur blanche du genou gauche. Tuméfaction, raideur, douleur, atrophie musculaire très marquée, pas de ganglions inguinaux. Au départ, douleur disparue, tuméfaction très diminuée, grande amélioration.

Observation XXV (inédite).

Pasq... Cath..., 15 ans.

Arthrite fongueuse du poignet. Résection. Suppuration très abondante. Pansement à l'iodoforme. Grande amélioration. Reviendra. 1889-90, la malade fait une seconde saison et part guérie.

Observation XXVI (inédite).

Victor... Bad..., 10 ans.

Tumeur blanche du genou gauche. Les fongosités ont été râclées par le D' Gauthier en septembre 1888. Suppuration à l'arrivée. Pansements par des compresses avec l'eau de mer. Guérison six semaines après l'arrivée. Mal de Pott très accentué. Marche impossible jusqu'au moment où l'on applique un corset de Sayre. En avril commence à marcher. Etat général bon. Très notable amélioration (1889-1890).

L'observation du D' D'Espine, que nous rapportons au commencement est un magnifique exemple en ce que peuvent le climat et le traitement marin.

Caries multiples suppurées. — « Sous le nom de caries multiples suppurées, nous avons compris les caries simultanées de plusieurs os avec fistules, à l'exclusion des tumeurs blanches des grandes articulations. Ce groupe est très remarquable par les résultats obtenus. Sur neuf cas, il y a eu neuf guérisons complètes, dont six ont été obtenues après une saison à Cannes, trois après deux saisons. Pour apprécier la valeur de ce résultat, il suffit de rappeler qu'il s'agit pour la plupart de maladies osseuses datant de plusieurs années. Ainsi dans trois cas de plus de six ans, dans trois autres cas de plus de trois ans, et contre lesquelles avaient échoué les traitements antérieurs de d'Espine. »

Observation XXVII (D'Espine).

Charles C..., 7 ans, est traité à l'hôpital cantonal de Genève en automne 1883 ; il présente à ce moment aux pieds, à la cuisse et aux mains, dix fistules osseuses qui coulent abondamment. Son teint est blanc de cire, et il est atteint d'un œdème généralisé sans albuminurie. Son état me parait si grave que je refuse de le recevoir, et ne cède qu'aux instances de M. le pasteur François, chapelain de l'hôpital. Il reste à l'asile Dolfus, d'octobre 1883 à la fin mai 1884. A son retour l'enfant a un teint de santé, ses fistules sont cicatrisées. Aujourd'hui on m'écrit du canton de Vaud que la guérison s'est maintenue, que l'enfant devenu grand est très vigoureux.

Observation XXVIII (D'Espine).

Hélène S..., jeune fille, couverte de cicatrices, d'anciennes fistules. Les dernières se sont fermées en 1881 après six semaines de séjour aux bains de Cette. En février 1882, carie de l'os frontal qui, malgré les soins chirurgicaux les plus éclairés, continue à s'étendre et forme un large trou suppurant au milieu du front. Elle va à Cette en été ; amélioration légère, suivie peu de jours après son retour à Genève d'une nouvelle extension de la carie. Elle est envoyée à l'asile Dollfus en octobre 1882, dans un état de santé grave. Au bout d'un mois de bains de mer, la carie énorme du frontal est presque cicatrisée. La santé générale est transformée. En février 1883, ostéite du maxillaire inférieur, qui s'ouvre par une fistule dans la bouche. On sent un gros séquestre mobile qui est extrait au retour de l'enfant à Genève, à l'hôpital cantonal. Elle passe encore l'hiver 1883-1884 à Cannes où elle se rétablit définitivement.

Observation XX'X (inédite).

Pris... Marie, 10 ans. Mulhouse. Ostéite du fémur gauche.
L'os est évidé deux fois. Suppuration continue. Le 8 avr", 1889 ouverture d'un abcès près du grand trochanter gauche. Grande amélioration générale ; mais la suppuration continue. Reviendra.

Observation XXX (inédite).

Sem..., Alph..., 11 ans. Mulhouse. Ostéite du fémur droit, soigné en 1885. Il reste une fistule. Le 18 novembre ouverture d'un abcès près d'une ancienne cicatrice. Etat général excellent. Part guéri (saison 1886-1887).

Observation XXXI (inédite).

Kempf... J..., 7 ans. Mulhouse, Carie tarso-métatarsienne. Amélioration. Reviendra.
Deuxième saison (1889-1890). — Il est question d'amputation à son arrivée. Mais grande amélioration.

Observation XXXII (inédite).

Schulz...'Jos..., 9 ans. Mulhouse. Ostéite suppurée. Résection ;
fistule au niveau de l'articulation tibio-tarsienne. Au départ état
général excellent. Guérison (saison 1887-1888).

Observation XXXIII (inédite).

Kie... Elise, 10 ans. Mulhouse (saison 1888-1889).
Ostéite des deux tibias, syphilitique. Pansement à la liqueur de
Van Swieten. Iodure de potassium. Grande amélioration.

Observation XXXIV (inédite).

Alfred Lan..., 14 ans (saison 1887-1888).
Nombreuses fistules au cou et aux membres. Part guéri.

Observation XXXV (inédite).

Eugène Charp..., 5 ans. Paris (saison 1887-1888).
Ostéite du pied gauche, incontinence d'urine. L'incontinence
persiste surtout le jour. Le pied est guéri.

Observation XXXVI (inédite).

Antoine Pl..., 12 ans. Mulhouse.
Ostéite au coude. Résection l'été dernier, fistule au niveau du
maxillaire inférieur. Pansements à l'iodoforme. Part guéri (1887-
1888).

Observation XXXVII (inédite).

Henri Pritz, 8 ans. Carie du tarse gauche avec trois fistules suppurantes. Evidement du calcanéum, du cuboïte, du cunéiforme à l'hôpital Gourgos, marche impossible, Etat général mauvais. Commence ici à marcher en janvier avec des béquilles. La suppuration cesse au départ, marche facilement et sans béquilles. Part guéri (Cette enfant a été revue par Mᵉ le Dʳ Martin) (1889-1890).

Observation XXXVIII (inédite).

Joseph Ri.., 8 ans. Ostéite suppurée du coude gauche. Adénite cervicale avec *lupus*. Guérison (saison 1888-1889).

Sur les dix cas personnels que nous venons de rapporter on a obtenu 7 cas de guérison, 3 cas d'amélioration considérable soit 70 pour 100 de guérison. Ces résultats se passent de commentaires.

Engorgements ganglionnaires. Abcès froids.

Observation XXXIX (inédite).

Ven... Paulin, 19 ans. Paris.

Abcès du cou. Craintes de tuberculose pulmonaire. Part guéri (saison 1886-1887).

Observation XL (inédite).

And... Eug.., 4 ans. Mulhouse.

Ulcères scrofuleux multiples. Part guéri (1888-1889).

Observation XLI (inédite).

Mathilde Ben..., 13 ans. Lausanne (saison 1888-1889).

Adénopathie cervicale gauche depuis 6 ans. Faiblesse générale, surtout des jambes. Bouffissure de la face. Fistule au cou.

S'est plaint de douleurs rachidiennes. Pointes de feu dans le dos.

La menstruation s'établit en février. A beaucoup grandi. Part guérie.

Observation XLII (inédite).

Louise Per.., 6 ans. Scrofule et syphilis. Abcès multiples au bras droit. Adénopathie bronchique, un peu de matité dans la fosse sus-épineuse. Anémie. A eu fin décembre un ulcère spécifique au mollet droit, guéri par la liqueur de Van Swieten et les bains de mer.

Part guérie (saison 1888-1889).

Observation XLIII (inédite).

Adèle Rich..., 9 ans. Adénopathie cervicale. Ostéite du pouce.

A son départ le gonflement du cou est considérablement diminué; il ne reste plus que quelques petits ganglions très durs et roulants (saison 1888-1889).

Observation XLIV (inédite).

Louise M..., 6 ans, Mulhouse.

Abcès froid de la jambe droite, ouvert en février 1888; suppuration abondante, rétraction du tendon d'Achille. La suppuration est tarie quand elle part. Il restera plus tard à faire la section du tendon d'Achille (saison 1887-1888).

OBSERVATION XLV (inédite).

Joséphine Garn..., 8 ans 1/2. Adénopathie, bronchique. Anémie, lymphatisme très prononcé.
Part guérie (1888-1889).

OBSERVATION XLVI (inédite).

Martine Grug..., 10 ans. Ganglions et scrofulides du cou, de l'avant-bras et de la main gauche. État général peu satisfaisant. La suppuration cesse en avril. État général bon.
Part guérie (1888-1889).

OBSERVATION XLVII (inédite).

Clémence M... Ganglions suppurés du cou. Scrofulides des deux bras.
Part guérie (1888-1889).

OBSERVATION XLVIII (inédite).

Marjal, Amélie, 4 ans. Abcès froids. Spina ventosa du pouce gauche. Impétigo du cuir chevelu. Forte coqueluche en novembre.
Guérison (1888-1889).

Observation XLIX (inédite).

Hamb... Ernest, 6 ans. Adénite suppurée. Rachitisme. Faiblesse générale.

Guérison (1888-1889).

Observation L (inédite).

Dor., Lucie, 13 ans. Adénite corticale, chapelet ganglionnaire, Eczéma du cuir chevelu.

Les ganglions sont presque totalement disparus. Guérison (1888-1889).

Sur les 12 cas que nous venons de citer il faut compter 11 guérisons complètes et une très grande amélioration, soit 91, 7 pour 100 de guérisons. A Berk le nombre des guérisons dans cette catégorie n'est que de 75, 4 pour 100.

Et si l'on ajoute que l'on reçoit à Cannes beaucoup plus de malades atteints de lésions osseuses que de strumeux porteurs de simples affections ganglionnaires, on comprendra pourquoi le total général de 70 pour 100 de guérisons n'est pas plus élevé.

Les résultats sont à rapprocher de ceux du D^r D'Espine, qui sur 7 cas a constaté 7 guérisons. Ceci nous rappelle aussi ce que dit M. Jules Simon en parlant de la scrofule ganglionnaire, qui constitue, eu égard aux bains de mer « l'indication par excellence ». Nous allons maintenant rapporter plusieurs observations de guérisons de lupus et de scrofulides. Ces faits sont des plus intéressants, car le Dr Cazin, dont la compétence est si grande, nous fait remar-

quer que sur les plages du Nord le lupus, s'il ne reste pas
stationnaire, s'aggrave assez souvent. Il en est de même
dans ces contrées des affections syphilitiques engendrées sur
un terrains scrofuleux. Or, plusieurs de nos observations précédentes montrent, au contraire, les bons effets
que cette catégorie particulière de malades a retiré
du séjour à Cannes, et de la pratique de la balnéothérapie.

Les faits que nous citons de guérisons de lupus ne sont pas
tout à fait nouveaux. Et c'est vraisemblablement ces bons
résultats qui expliquent cette phrase d'Hippocrate: « *Aqua
marina his qui pruritum sentiunt et ab acribus humo-
ribusmoriventur, tum lotione, tum potu, calida prodest* ».

Mais c'est dans la Méditerranée que l'on note la guérison des exanthèmes scrofuleux à la suite des bains de
mer. D'après les rapports annuels des hôpitaux d'Italie ce
sont les affections cutanées qui donnent aux hôpitaux
marins leurs plus beaux résultats, tandis qu'au contraire
Cazin nous apprend, que l'eczéma est fâcheusement in-
fluencé par les bains de mer. C'est aussi ce qu'écrit le
Dr Jules Simon (*Progrès Médical*, 1882).

« Tenez pour certain que toutes les dermatoses déman-
geantes recevront un coup de fouet préjudiciable ; l'étude
physiologique du bain de mer et de l'atmosphère maritime nous rend compte de cette excitation artificielle. »
Et Cazin ajoute : « C'est, en effet, l'action spéciale du bain
de mer sur les plages de l'océan, ou de la Manche et de
la mer du Nord, qu'il faut accuser de cette fâcheuse im-
pulsion morbide imprimée aux affections du tégument
externe. La plupart de ces cas sont fâcheusement influen-

cés par un court séjour au bord de la mer ; si on laisse passer la première journée il se produit quelquefois une amélioration.

Mais cette amélioration, rare sur les plages du Nord, devient presque la règle à Cannes. Dans sa statistique le D^r D'Espine enregistre, il est vrai, deux cas stationnaires. Nous allons donner maintenant nos cas de guérison.

OBSERVATION LI (inédite).

Martin... Louise, 13 ans 1/2. Paris (saison 1889-1890).
Impétigo scrofuleux. Lupus. Obstruction des fosses nasales. Sirop d'iodure en fer. Liqueur de Van Swieten en automne. Lanoline au printemps. Au départ très *grande amélioration*.

OBSERVATION LII (inédite).

Charpent Eug..., 5 ans. Paris.
Lupus au menton. Blépharite.
Part guéri (1888-1889).

OBSERVATION LIII (inédite).

Victor Storck... Mulhouse, 15 ans.
Scrofulides à l'épaule, à la face, à l'aisselle gauche. Les deux joues sont saignantes dans presque toute leur étendue, les oreilles aussi ; les paupières sont renversées, les lèvres gonflées et saignantes. Au départ les joues et les oreilles sont complètement guéries; la plaie de l'aisselle droite est presque entièrement cicatrisée (saison 1888-1889).

Observation LIV (inédite).

Edouard Stat..., 8 ans.
Psoriasis du cuir chevelu. Impétigo des deux oreilles. Guérison (1887-1888).

Observation LV (inédite).

Julie Lach..., 14 ans. Lupus de la face. Compresses d'eau de mer. Bain. Guérison (1888-1889).

Observation LVI (inédite).

Observaion relatée plus haut (XXXVIII).
Joseph Jim,.. Lupus de la face. *Guérison* (saison 1880-1889).

Ainsi nous avons sur quatre cas de lupus trois guérisons et une très grande amélioration. La malade, qui fait l'objet de l'observation LI, est encore en traitement, et il n'est pas douteux que bientôt nous ne puissions enregistrer une quatrième guérison complète.

A tous les cas que nous avons rapportés nous ajouterons cinq cas de déviations rachitiques (scoliose, déviations des membres inférieurs) qui ont retiré les plus grands avantages du séjour d'hiver à Cannes, ce qui porte à 55 nos observations personnelles. Ce total doit se joindre aux 51 cas de la statistique du Dr D'Espine ce qui donne un total de 106 observations, et comme le nombre des guérisons est de 38 pour le Dr D'Espine et de 36

pour nous, nous arrivons au résultat général de 70
pour 100 de guérisons, et de douze cas de très grande
amélioration qui joints aux huit cas du D^r d'Espine donnent 19 pour 100 de cas très améliorés. Nous n'avons
que deux cas légèrement améliorés, et un cas d'état stationnaire.

Le professeur D'Espine a eu à déplorer deux morts : nous
en avons rapporté les observations, et nous ajouterons
que vu l'état de gravité exceptionnelle où se trouvaient
les malades on ne peut pour cela mettre en doute l'efficacité du traitement marin.

Nous ne pouvons que répéter encore que le total général de 70 pour 100 de guérisons dépend surtout du
grand nombre de scrofules osseuses soignées à Cannes, et
qu'il ne serait pas difficile d'en augmenter le taux, si l'on
admettait davantage de malades porteurs de lésions ganglionnaires, ce dernier groupe donnant 91 pour 100 de
guérisons.

CONCLUSIONS

1. — Malgré quelques contradictions dont il est aisé de démontrer le peu de valeur le traitement de la scrofule par l'aérothérapie et l'hydrothérapie marines est de tous le plus efficace.

2. — C'est en hiver que l'on obtient les meilleurs résultats.

3. — Ces résultats sont dus à l'aérothérapie et à la balnéothérapie, non interrompues pendant les mois de l'hiver.

4. — Le bain froid est nettement plus efficace que tous les bains chauds, même additionnés d'eaux-mères. Ces derniers ne sauraient s'accompagner des heureux effets de la réaction.

5. — L'aérothérapie nocturne par les fenêtres entr'ouvertes demande un climat spécial. Cannes permet de suivre ce traitement, de même que celui des bains froids en hiver.

6. — Comme nos observations l'établissent la scrofule y guérit plus vite. Le traitement chirurgical devient le plus souvent inutile si l'on sait attendre, et certaines affections qui ne peuvent supporter les plages du Nord sans aggravations, telles que le lupus et l'eczéma par exemple, n'offrent pas de complications à Cannes et même y guérissent rapidement.

7. — Les engorgements ganglionnaires (91,7 pour 100),

le mal de Pott (75 pour 100), les caries multiples (70 pour 100), forment les groupes qui donnent les plus heureux résultats :

Et si l'on tient comtpe de ce fait que le plus souvent il n'est nécessaire que d'une cure d'hiver de 8 mois (240 jours), on voit que le traitement de la scrofule par la balnéothérapie et l'aérothérapie en hiver est beaucoup plus actif que le même traitement pendant l'été.

8. — Si le chiffre de 70 pour 100 de guérisons n'est pas plus élevé, cela tient au grand nombre de scrofules osseuses reçues à Cannes, alors que le groupe des scrofules ganglionnaires, qui donne 91,7 pour 100, y est en minorité.

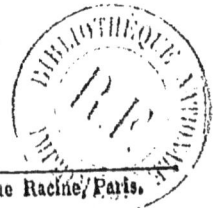

H. JOUVE, Imp. de la Faculté de médecine, 15, rue Racine, Paris.

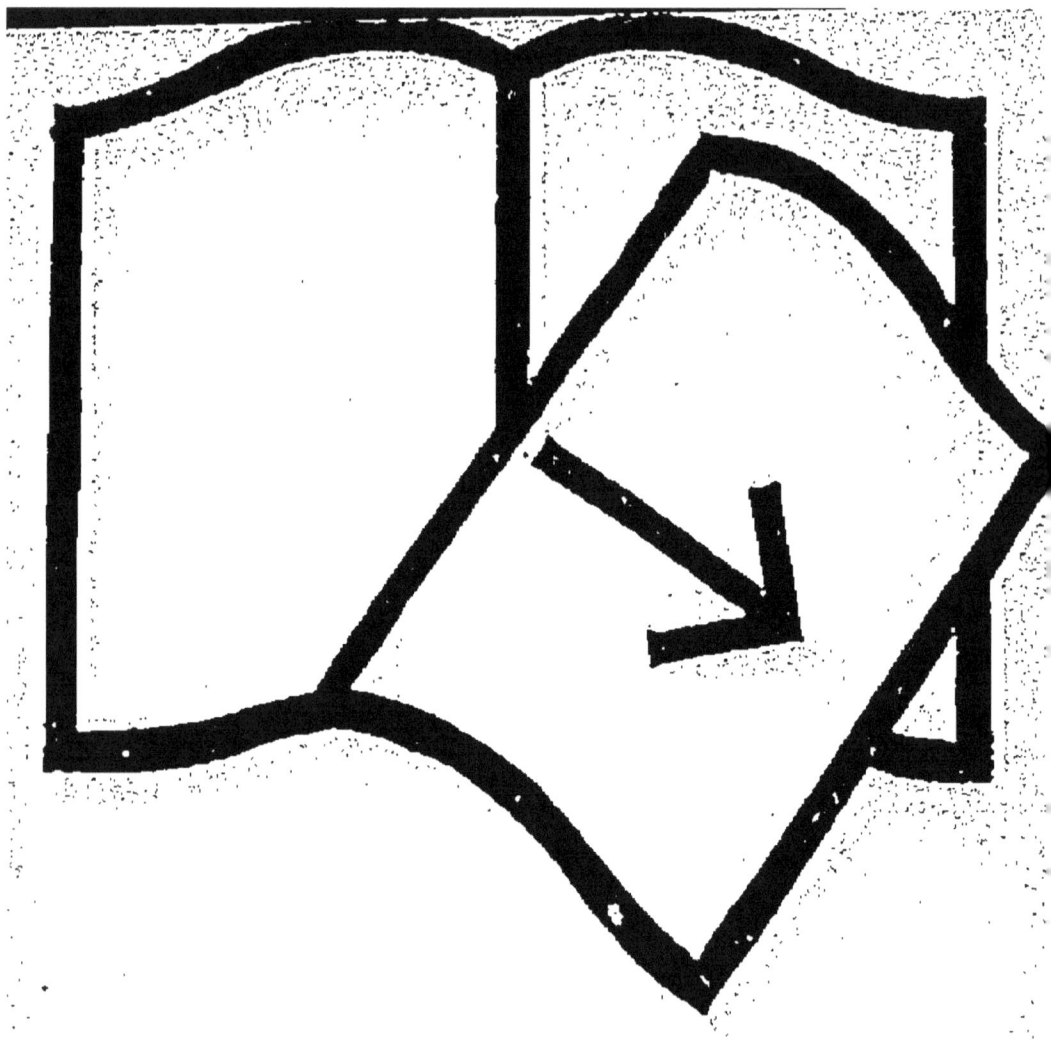

Documents manquants (pages, cahiers...)
NF Z 43-120-13

www.ingramcontent.com/pod-product-compliance
Lightning Source LLC
Chambersburg PA
CBHW071306200326
41521CB00009B/1922